36 Rezepte um Gallenstein vorzubeugen:

Halte deinen Körper gesund und stark durch eine korrekte Diät und smarte Essgewohnheiten

Von

Joe Correa CSN

COPYRIGHT

DANKSAGUNG

Dieses Buch ist meinen Freunden und meiner Familie gewidmet, die leichte oder ernste Krankheiten hatten, so dass Sie eine Lösung finden und die notwendigen Veränderungen in Ihrem Leben machen.

36 Rezepte um Gallenstein vorzubeugen:

Halte deinen Körper gesund und stark durch eine korrekte Diät und smarte Essgewohnheiten

Von

Joe Correa CSN

INHALT

Copyright

Danksagung

Über den Autor

Einführung

36 Rezepte um Gallenstein vorzubeugen: Halte deinen Körper gesund und stark durch eine korrekte Diät und smarte Essgewohnheiten

Weitere Titel dieses Autors

ÜBER DEN AUTOR

Nach jahrelanger Forschung glaube ich ehrlich an die positive Wirkung die richtige Ernährung auf den Körper und den Geist haben kann. Meine Kenntnis und Erfahrung haben mir geholfen, im Laufe der Jahre gesünder zu leben, was ich mit meiner Familie und Freunden geteilt habe. Je mehr Sie über gesünderes Essen und Trinken wissen, desto eher werden Sie Ihr Leben und die Essgewohnheiten ändern wollen.

Ernährung ist ein Schlüsselfaktor im Pozess für Gesundheit und ein längeres Leben - also starte noch heute. Der erste Schritt ist der wichtigste und der bedeutungsvollste.

EINFÜHRUNG

36 Rezepte um Gallenstein vorzubeugen: Halte deinen Körper gesund und stark durch eine korrekte Diät und smarte Essgewohnheiten

Von Joe Correa CSN

Die Gallenblase is ein kleiner Beutel unterhalb der Leber. Es speichert, sammelt und sondert Gallenflüssigkeit ab, die wichtig für die Verdauung von fettem Essen ist. Gallenflüssigkeit hilft auch dabei, die fettlöslichen Vitamine A, D, E und K durch die Darmwände zu befördern, damit sie über den Blutstrom an die verschiedensten Orte im Körper gebracht werden kann.

Gallensteine bilden sich, wenn die Gallenflüssigkeit übermäßig mit Cholesterin angereichtert wird, das wiederum Kristalle bildet, die zu harten Steine in der Gallenblase werden.

Eine gesunde Gallenflüssigkeit und ein gesunder Gallenfluss sind wichtig, damit sich keine Gallensteine bilden können.

Eine Ernährung reich an Fetten, Cholesterin, raffinierten Kohlehydraten und gesättigten Fetten wie in verarbeitetem, gebratenem und fettem rotem Fleisch sollte vermieden werden. Ebenso eine ballaststoffarme Ernährung. Um eine gesunde Gallenflüssigkeit und Gallenfluss zu erhalten, sollte eine Ernährung reich an Früchten, Gemüse, fettarmem Fleisch, fettarmen Milchprodukten und Vollkornprodukten Teil einer ausgewogenen Ernährung sein.

Diese Rezepte helfen eine gesunde Gallenblase zu haben. Also fangen Sie an und versuchen es.

36 REZEPTE UM GALLENSTEIN VORZUBEUGEN: HALTE DEINEN KÖRPER GESUND UND STARK DURCH EINE KORREKTE DIÄT UND SMARTE ESSGEWOHNHEITEN

1.   Haferbrei

Das Verzehren von ballaststoffreicher Nahrung hilft dabei Gewicht zu verlieren und kann Gallensteine verhindern.

Zutaten:

90 g roter Reis oder Wildreis

160 g Haferflocken

50 g Graupen

960 ml Mandelmilch

2,5 cm großes Stück Orangenschale

1 Zimtstange

¼ TL Salz

340 g Honig

3 EL Rosinen

30 g Walnüsse, gehackt

50 g Aprikosen, getrocknet

Zubereitung:

Graupe und Wildreis über Nacht in Wasser einweichen.

Reis, Haferflocken und Graupen in einen Reiskocher geben. Orangenschale, Zimtstange, Honig, Salz und 960 ml Mandelmilch unterrühren. Getrocknete Früchte und Rosinen zugeben.

Im Reiskocher für 50-55 Minuten kochen.

In eine Servierschüssel geben und mit Nüssen bestreuen. Warm servieren.

Portionsgröße 263 g

Menge pro Portion:

Kalorien 673

Kalorien aus Fett 381

Gesamtfett 42,3 g

Gesättigte Fette 34,2 g

Cholesterin 0 mg

Natrium 126 mg

Kalium 619 mg

Gesamtkohlenhydrate 76,7 g

Ballaststoffe 7,1 g

Zucker 55,8 g

Proteine 8,0 g

Vitamin A 9% • Vitamin C 41% • Kalzium 5% • Eisen 22%

2. Gebackenes Schweinefilet mit Gemüse

Das Risiko von Gallensteinen ist bei Menschen, die sich fettreich und cholesterinreich ernähren, höher. Das Verzehren von fettarmen Fleisch vermindert die Menge an gesättigten Fetten in der Ernährung.

Zutaten:

675 g Schweinefilet, Fett und Haut entfernt

1 TL koscheres Salz

½ TL Pfeffer

2 EL Olivenöl extraleicht

1 EL Thymian

50 g Karotten, geschält und in 2,5 cm große Würfel geschnitten

225 g Kartoffeln, geschält und in 2,5 cm große Würfel geschnitten

Zubereitung:

Den Ofen auf 400°F (200°C) vorheizen.

Salz, Pfeffer und Thymian zu einer Gewürz-mischung vermischen. Die Schweinelende mit Olivenöl einreiben und der Gewürz-mischung bestreuen bis es gleichmäßig bedeckt ist.

Olivenöl in einer großen, backofenfesten Pfanne erwärmen und das Fleisch zugeben. Anbraten bis alle Seiten braun sind oder ungefähr 6 Minuten.

Gemüse mit Öl und Gewürz bestreuen. Das Gemüse neben der Schweinelende in der backofenfesten Pfanne anrichten.

Schweinelende mit Gemüse für 13-15 Minuten ohne Deckel backen. Nach der Hälfte der Backzeit das Filet wenden. In Scheiben schneiden und mit dem gebackenen Gemüse servieren.

Portionsgröße 317 g

Menge pro Portion:

Kalorien 37

Kalorien aus Fett 73

Gesamtfett 8,1 g

Gesättigte Fette 2,8 g

Transfette 0,1 g

Cholesterin 166 mg

Natrium 933 mg

Kalium 1287 mg

Gesamtkohlenhydrate 12,3 g

Ballaststoffe 2,5 g

Zucker 2,4 g

Proteine 60,6 g

Vitamin A 123% • Vitamin C 21% • Kalzium 5% • Eisen 23%

3.   Frühstücksjoghurt

Eine Ernährung reich an Fett, besonders fettreiche Milchprodukte, sollte vermieden werden. Essen reich an Cholesterin oder Fett kann den Blutcholesterinspiegel erhöhen. Wenn die Gallenblase nicht genug Gallenflüssigkeit bilden kann um das Cholesterin aufzulösen, kann sich dieses Cholesterin zu Gallensteinen formen.

Zutaten:

230 g Joghurt, natur

1 EL Erdbeeren

1 EL Mango

½ Banane, dünn geschnitten

1 EL Birne, getrocknet und in kleine Stücke geschnitten

2 EL Cornflakes

Zubereitung:

Alle Zutaten in eine Schüssel geben. Gekühlt servieren. Zum Frühstück genießen!

Portionsgröße 427 g

Menge pro Portion:

Kalorien 449

Kalorien aus Fett 41

Gesamtfett 4,5 g

Gesättigte Fette 2,8 g

Cholesterin 15 mg

Natrium 209 mg

Kalium 1378 mg

Gesamtkohlenhydrate 86,0 g

Ballaststoffe 7,2 g

Zucker 72,1 g

Proteine 17,7 g

Vitamin A 37% • Vitamin C 117% • Kalzium 47% • Eisen 8%

4. Gedünsteter Fisch mit Brokkoli

Das Verzehren an cholesterin- und kalorienarmer Nahrung reduziert das Risiko von Gallensteinen. Gemüse wie Brokkoli ist reich an Ballaststoffen, die unentbehrlich beim Vermeiden von Gallensteinen sind.

Zutaten:

450 g Brokkoli, gewaschen und in kleine Stücke geschnitten

140 g Schnapper-Filets

1 TL Zitronensaft

1 EL Frühlingszwiebeln

1 TL Knoblauch

1 TL Salz

1/8 TL Pfeffer

2 EL Olivenöl

Zubereitung:

Brokkoli mit 3 EL Wasser in eine mikrowellenfeste Schüssel geben. Zudecken und für 3-4 Minuten in der Mikrowelle erwärmen oder bis die Blätter haben ein brilliantes smaragdgrün. Mit 1 Prise Salz und Pfeffer würzen.

Das Filet mit Olivenöl, Knoblauch, Salz und Pfeffer einreiben. Mit Zitronensaft beträufeln. Mit Frühlingszwiebeln bestreuen. In eine mikrowellenfeste Schale geben. Zudecken und für 4-5 Minuten in der Mikrowelle erwärmen, je nach Dicke der Filets.

Portionsgröße 252 g

Menge pro Portion:

Kalorien 201

Kalorien aus Fett 133

Gesamtfett 14,8 g

Gesättigte Fette 2,0 g

Transfette 0,0 g

Cholesterin 0 mg

Natrium 1239 mg

Kalium 737 mg

Gesamtkohlenhydrate 15,9 g

Ballaststoffe 6,1 g

Zucker 4,0 g

Proteine 6,5 g

Vitamin A 29% • Vitamin C 341% • Kalzium 11% • Eisen 10%

5.   Roher Rübensalat

Rüben stärken die Blasenwände und reinigen die Gallenblase. Sie reinigen auch den Dickdarm und das Blut und verdünnt die Konsistenz der Gallenflüssigkeit, damit sie besser fließt. Sie wandeln Fette um und erleichtern die Symptome bei Gallenblasenschmerzen.

Zutaten:

4 St. rote Beete, gesäubert, geschält und gerieben

1 große Kartoffel, gekocht, geschält and in 2,5 cm große Würfel geschnitten

1 große Schalotte, gewürfelt

1 EL Senf

1 EL natives Olivenöl extra

1 EL Petersilie, gehackt

Zubereitung:

Alles in eine Schüssel geben, vermengen und servieren.

Portionsgröße 200 g

Menge pro Portion:

Kalorien 229

Kalorien aus Fett 79

Gesamtfett 8,8 g

Gesättigte Fette 1,1 g

Cholesterin 0 mg

Natrium 12 mg

Kalium 825 mg

Gesamtkohlenhydrate 34,3 g

Ballaststoffe 4,9 g

Zucker 1,8 g

Proteine 5,2 g

Vitamin A 3% • Vitamin C 65% • Kalzium 5% • Eisen 12%

6.   Classic Gemüsewrap

Gurke beinhalten einen hohen Wasseranteil, das ideal ist um die Gallenblase zu entgiften. Karotten sind eine gute Quelle von Vitamin C und sind reich an weiteren Nährstoffen. Neue Forschung zeigt, dass Vitamin C hilft dabei, das Cholesterin zu Gallensäure umzuwandeln und reduziert die Kristallisierung von Cholesterin oder Bildung von Gallensteinen.

Zutaten:

75 g Gurke, gewürfelt

1 Tomate, gewürfelt

1 Zwiebel, gewürfelt

1 Karotte, gerieben

6 EL griechischer Joghurt, fettarm

1 EL Dijonsenf

2 ganze Weizentortillas

Zubereitung:

Joghurt und Senf in eine kleine Schüssel geben. Auf den Wrap schmieren. Das Gemüse zugeben und den Wrap rollen.

Portionsgröße 228 g

Menge pro Portion:

Kalorien 165

Kalorien aus Fett 14

Gesamtfett 1,5 g

Transfette 0,0 g

Cholesterin 0 mg

Natrium 245 mg

Kalium 373 mg

Gesamtkohlenhydrate 33,9 g

Ballaststoffe 6,1 g

Zucker 6,0 g

Proteine 5,9 g

Vitamin A 113% • Vitamin C 25% • Kalzium 8% • Eisen 9%

7. Grüne Bohnen mit Shiitakepilzen in Zitrone-Knoblauch-Soße

Grüne Bohnen enthalten einen hohen Anteil an Ballaststoffen, was nützlich ist um die Darmgesundheit zu verbessern, Herzkrankheiten und diverse Krebsarten zu verhindern, Blutzucker zu regulieren und den Cholesterinspiegel im Körper zu senken.

Zutaten:

450 g grüne Bohnen, in 2,5 cm große Stücke geschnitten

2 EL Knoblauch

50 g Schalotten, dünn geschnitten

40 g Shiitakepilze, dünn geschnitten

50 ml Olivenöl

2 EL Zitronensaft

1/8 TL Salz

1/8 TL Pfeffer

Zubereitung:

Olivenöl bei mittlerer Hitze erwärmen und Knoblauch, Schalotten, Shiitakepilze und grüne Bohnen zugeben. Für

3 Minuten unter Rühren anbraten oder bis der Knoblauch und die Schalotten braun und zart sind. Zitronensaft zugeben und mit Salz und Pfeffer würzen. Vom Herd nehmen, auf einen Teller geben und genießen!

Portionsgröße 292 g

Menge pro Portion:

Kalorien 332 Kalorien aus Fett 231

Gesamtfett 25,7 g

Gesättigte Fette 3,8 g

Cholesterin 0 mg

Natrium 254 mg

Kalium 575 mg

Gesamtkohlenhydrate 26,7 g

Ballaststoffe 6,6 g

Zucker 4,0 g

Proteine 5,2 g

Vitamin A 32% • Vitamin C 66% • Kalzium 9% • Eisen 14%

8.   Gebackenes Hühnchen mit Süßkartoffeln

Süßkartoffeln enthalten gute Kohlenhydrate die voller Ballaststoffe sind. Die löslichen Ballaststoffe in Nahrungsmiteln wie Süßkartoffeln verlangsamen die Verarbeitung von Nahrung durch den Darm und gibt ein längeres Sättigungsgefühl. Außerdem helfen sie den Cholesterinspiegel zu senken.

Zutaten:

3 Hühnerbrustfilets, im Schmetterlingsschnitt

3 mittelgroße Süßkartoffeln, ungeschält, gesäubert, gewaschen und getrocknet

3 EL Olivenöl

3 EL Sauerrahm

2 EL Frühlingszwiebeln, gehackt

1 TL Salz

1 TL Pfeffer

Hühnerbrustmarinade, ohne Knochen:

2 EL Balsamico-Essig

3 EL Oregano

2 EL Dijonsenf

25 g Schalotten

50 ml Olivenöl

1/8 TL Salz

1/8 TL Pfeffer

Zubereitung:

Die Marinade aus Balsamico-Essig, Dijonsenf, Schalotten, Olivenöl, Oregano, Salz und Pfeffer in einer Schüssel mit Deckel herstellen. Die Hühnerbrust zugeben. Gut verrühren. Zudecken und über Nacht marinieren.

Den Ofen auf 350°F (175°C) vorheizen. Ein Backblech mit Olivenöl einfetten.

Jede Kartoffel mit der Gabel 8x einstechen, gleichmäßigen Abstand lassen.

Das marinierte Hühnchen und die Süßkartoffeln auf das Backblech geben. Für 30 Minuten backen oder bis das Hühnchen komplett gar ist. Hühnchen aus dem Ofen nehmen und in eine Servierplatte geben. In der Zwischenzeit die Ofentemperatur auf 400°F (200°C). Die Ofenkartoffel für weitere 10-15 Minuten backen oder bis die Süßkartoffeln "stichfest" sind.

Wenn die Kartoffeln weich genug sind, dass eine Gabel ohne Widerstand reingestochen werden kann, dann aus dem Ofen nehmen, halbieren und mit Sauerrahm garnieren. Mit Salz und Pfeffer würzen. Mit Frühlingszwiebeln garnieren. Mit dem Hühnchen auf einem Servierteller geben.

Portionsgröße 135 g

Menge pro Portion:

Kalorien 488

Kalorien aus Fett 462

Gesamtfett 51,4 g

Gesättigte Fette 9,2 g

Transfette 0,0 g

Cholesterin 8 mg

Natrium 1503 mg

Kalium 270 mg

Gesamtkohlenhydrate 10,7 g

Ballaststoffe 3,9 g 1

Zucker 0,7 g

Proteine 2,7 g

Vitamin A 18% • Vitamin C 11% • Kalzium 16% • Eisen 22%

9.   Angebratenes Hühnchen mit Okra

Okra beinhaltet Vitamin C, Folsäure, Kalzium und Kalium. Sie hat wenig Kalorien und beinhaltet eine hohe Menge an Ballaststoffen. Okra verringert den Cholesterinspiegel.

Zutaten:

200 g Okra, geschnitten in 0,5 cm große Stücke

125 g Hühnerbrust, gewürfelt

150 g Tomaten

1/8 TL Kurkumapulver

2 EL Knoblauch

1 EL Olivenöl

1/8 TL Salz

1/8 TL Pfeffer

Zubereitung:

Knoblauch in Olivenöl bei mittlerer Hitze andünsten bis er leicht braun ist. Tomaten und Okra unterrühren. Kochen bis die Okra zart und goldbraun sind, oder für ca. 3 Minuten. Kurkuma und Hühnchen zugeben und für 3-4

Minuten unter Rühren anbraten oder bis es leicht braun ist. Mit Salz und Pfeffer für den Geschmack würzen.

Portionsgröße 234 g

Menge pro Portion:

Kalorien 209

Kalorien aus Fett 96

Gesamtfett 10,7 g 16 %

Gesättigte Fette 2,0 g

Cholesterin 38 mg

Natrium 197 mg

Kalium 625 mg

Gesamtkohlenhydrate 13,0 g

Ballaststoffe 4,2 g

Zucker 3,3 g

Proteine 15,6 g

Vitamin A 26% • Vitamin C 58% • Kalzium 18% • Eisen 6%

10.   Avocado mit Erdbeeren

Frische Früchte sind laut der Universitätsklinik der University of Maryland ein Nahrungsmittel, von denen Sie bei Problemen mit der Gallenblase reichlich essen sollen. Früchte enthalten Sie Antioxidantien, die bei der Heilung der Gallenblase helfen können. Sie enthalten auch kein Cholesterin und wenig, wenn überhaupt, Fett und sind für den Körper leicht zu verdauen. Wenn die Gallenblase entzündet ist, irritiert ist oder Gallensteine hat, ist die Verdauung von fettem Essen und Cholesterin eine Herausforderung. Die Gallenblase unterstützt den Körper normalerweise bei der Verdauung von Fetten und Cholesterin, aber wenn sie gesundheitliche Probleme hat, kann sie nicht richtig funtionieren bis sie wieder gesund ist.

Zutaten:

150 g Avocado, entkernt, geschnitten und in Stücke geschnitten

200 g Erdbeeren, halbiert

4 EL Naturjoghurt, fettarm

360 ml Mandelmilch

2 EL Zitronensaft

265 g Honig

Zubereitung:

Alle Zutaten in einen Mixer geben. Vermengen bis eine gleichmäßige Konsistenz entsteht.

Portionsgröße 249 g

Menge pro Portion:

Kalorien 499

Kalorien aus Fett 260

Gesamtfett 28,9 g

Gesättigte Fette 20,7 g

Transfette 0,0 g

Cholesterin 1 mg

Natrium 31 mg

Kalium 547 mg

Gesamtkohlenhydrate 64,5 g

Ballaststoffe 5,3 g

Zucker 58,4 g

Proteine 4,1 g

Vitamin A 1% • Vitamin C 52% • Kalzium 6% • Eisen 12%

11.   Knoblauch und Tomate mit Zucchinipasta

Zucchini sind eine gute Quelle von Vitamin C, die Cholesterin in Gallenflüssigkeit verwandeln. Sie sind eines der Gemüse mit sehr niedrigem Kaloriengehalt, 17 Kalorien pro 100 g Portion. Sie enthalten keine gesättigten Fette oder Cholesterin und die Schale enthält ein ausreichende Menge an Ballaststoffen. Das macht sie ideal für die Gewichtsreduktion und kann bei der Vermeidung von Gallensteinen helfen.

Zutaten:

225 g Engelshaar-Pasta

900 g Pasta

2 EL Knoblauchzehen, zerdrückt

75 g Zucchinistreifen

1 EL Olivenöl

1 EL Basilikum, gehackt

1 EL Tomatenmark

1/8 TL Salz

1/8 TL Pfeffer

Zubereitung:

Tomaten mit Wasser bedecken und zum Kochen bringen. Umrühren bevor es zu Kochen anfängt. Wenn es kocht, Herd ausschalten und zudecken.

Die Pasta in einem großen Topf mit gesalzenem Wasser kochen bis sie al dente sind.

Knoblauch und Zucchini in Olivenöl in einer Bratpfanne bei mittlerer Hitze andünsten bis der Knoblauch glasig ist und die Zucchini zart ist. Tomatenmark zugeben. Tomaten sofort unterrühren. Mit Salz und Pfeffer für den Geschmack würzen. Die Temperatur herunterdrehen und köcheln bis die Pasta fertig ist. Mit frischem Basilikum garnieren.

Pasta mit der Soße vermengen und auf eine Servierplatte geben.

Portionsgröße 207 g

Menge pro Portion:

Kalorien 572

Kalorien aus Fett 60

Gesamtfett 6,7 g

Gesättigte Fette 0,9 g

Cholesterin 138 mg

Natrium 57 mg

Kalium 403 mg

Gesamtkohlenhydrate 105,2 g

Zucker 0,5 g

Proteine 21,8 g

Vitamin A 3% • Vitamin C 5% • Kalzium 4% • Eisen 36%

12.   Gegrillter Lachs

Forschungen zeigen, dass der Verzehr von Omega 3-Fettsäuren in Lachs bei der Vermeidung von Gallensteinen helfen kann.

Zutaten:

150 - 200 g Lachsfilet pro Portion

Marinade für Lachs für 8 Portionen:

2 EL Knoblauch

½ TL Salz

½ TL Pfeffer

60 ml frischer Zitronensaft

1 EL Thymian

175 g Honig

120 ml Wasser

50 ml Olivenöl

Zubereitung:

Knoblauch, Salz, Pfeffer, frischen Zitronensaft, Thymian, Honig, Wasser und Olivenöl in einer kleinen Schüssel vermengen. Marinade in eine große Ziploc-Tüte geben und den Fisch zugeben. Für mindestens 2 Stunden kalt stellen. Den Grill anheizen. Den Grillrost mit Olivenöl leicht einfetten. Den Lachs auf den Grill geben. Nach 7 Minuten den Lachs wenden und für weitere 7 Minuten grillen. In eine Servierschüssel mit Ihrer Lieblingsbeilage geben und genießen!

Portionsgröße 270 g

Menge pro Portion:

Kalorien 574

Kalorien aus Fett 262

Gesamtfett 29,1 g

Gesättigte Fette 4,4 g

Transfette 0,0 g

Cholesterin 25 mg

Natrium 620 mg

Kalium 352 mg

Gesamtkohlenhydrate 74,5 g

Ballaststoffe 1,1 g

Zucker 70,3 g

Proteine 12,2 g

Vitamin A 2% • Vitamin C 30% • Kalzium 7% • Eisen 15%

13. Hühnchen mit Meerrettichsalat

Meerrettich ist bekannt für die natürliche Beseitigung von Gallensteinen und den Sedimenten. Er ist auch für die Behandlung von Harnwegsinfektion und Nierensteinen verwendet.

Zutaten:

125 g gekochtes Hühnchen, zerkleinert

1 Zwiebel, dünn geschnitten

1 Pack Salat-Mix

1 EL Olivenöl

2 EL Meerrettich, gerieben

2 EL Sauerrahm

2 EL leichte Mayonnaise

115 g Frühlingszwiebeln, gewürfelt

1 TL Apfelessig

1/8 TL Salz

1/8 TL Pfeffer

Zubereitung:

Für das Salatdressing Olivenöl, Meerrettich, Sauerrahm, Frühlingszwiebeln, Apfelessig, Salz und Pfeffer in einer Schüssel vermengen.

Zwiebeln in einer Salatschüssel auf dem Salat-Mix verteilen. Mit Salatdressing beträufeln und servieren.

Portionsgröße 202 g

Menge pro Portion:

Kalorien 287

Kalorien aus Fett 151

Gesamtfett 16,8 g

Gesättigte Fette 3,9 g

Transfette 0,0 g

Cholesterin 63 mg

Natrium 356 mg

Kalium 339 mg

Gesamtkohlenhydrate 12,8 g

Ballaststoffe 2,4 g

Zucker 5,1 g

Proteine 22,1 g

Vitamin A 7% • Vitamin C 21% • Kalzium 6% • Eisen 7%

14.   Erdbeer-Zitronen-Sorbet

Der Verzehr von Früchten und Gemüse mit einem hohen Anteil an wasserlöslichen Ballaststoffen hilft die Giftstoffe aus dem Körper auszuschwemmen. Erdbeeren und Zitrone sind mit Vitaminen C und Antioxidantien angereichert, die dabei helfen, die Bildung von Gallensteinen zu verhindern.

Zutaten:

600 g Erdbeeren

340 g Honig

120 ml Wasser

240 ml frischer Zitronensaft

3 EL Zitronenschale, fein geraspelt

1/8 TL Salz

Zubereitung:

Erdbeeren, Zitronensaft und Zitronenschale in einer Küchenmaschine vermengen. Honig langsam zugeben. Salz zugeben. Kühl stellen bis es gut gekühlt ist. Masse in eine Eiscrememaschine geben. In einen luftdichten Behälter geben. Erneut einfrieren bis es servierfertig ist.

Portionsgröße 294 g

Menge pro Portion:

Kalorien 310

Kalorien aus Fett 8

Gesamtfett 0,8 g 1%

Cholesterin 0 mg 0%

Natrium 91 mg 4%

Kalium 299 mg 9%

Gesamtkohlenhydrate 80,3 g 27%

Ballaststoffe 2,9 g 11%

Zucker 76,4 g

Proteine 1,6 g

Vitamin A 1% • Vitamin C 162% • Kalzium 3% • Eisen 5%

15.   Hühnchen mit Barbecue-Soße und Apfelmus

Studien zeigen, dass Pektin in Äpfeln die Bildung von Gallensteinen stoppt und die Steine auch auflöst.

Zutaten:

4 Hühnerbrustfilets

½ TL Pfeffer

1 EL Olivenöl

160 ml Apfelmus

160 ml Barbecue-Soße

2 EL Honig

Zubereitung:

Hühnchen mit Pfeffer einreiben. Hühnchen in Olivenöl in einer Bratpfanne bei mittlerer Hitze von beiden Seiten anbräunen. Alle restlichen Zutaten in eine kleine Schüssel geben. Über das Hühnchen geben. Zudecken und für weitere 8 Minuten kochen oder bis das Fleisch komplett gar ist. Auf einen Teller geben und genießen!

Portionsgröße 149 g

Menge pro Portion:

Kalorien 267

Kalorien aus Fett 65

Gesamtfett 7,3 g

Gesättigte Fette 1,0 g

Transfette 0,0 g

Cholesterin 0 mg

Natrium 934 mg

Kalium 214 mg

Gesamtkohlenhydrate 51,9 g

Ballaststoffe 1,0 g

Zucker 42,6 g

Proteine 0,1 g

Vitamin A 4% • Vitamin C 2% • Kalzium 1% • Eisen 2%

16. Gegrilltes Hühnchen mit Thymian

Apfelessig verhindert durch seine säurehaltig Eigenschaft, dass die Leber Cholesterin bildet. Es wird zum Auflösen von Gallensteinen verwendet und lindern den Schmerz der der akuten Steine.

Zutaten:

350 g Hühnerbrustfilets im Schmetterlings-schnitt

240 ml Apfelessig

3 EL Thymian

1 EL Meersalz

1 EL Pfeffer

Zubereitung:

Apfelessig, Thymian, Meersalz und Pfeffer in einem Behälter mit Deckel vermengen. Gut verrühren. Hühnchen in den Behälter geben und gut vermischen. Mit dem Deckel verschließen und für 20 Minuten kühl stellen. Hühnchen auf den angewärmten Grill legen. Das Hühnchen alle 5 Minuten wenden. Das Hühnchen ist fertig, wenn die Säfte klar sind.

Portionsgröße 206 g

Menge pro Portion:

Kalorien 225

Kalorien aus Fett 72

Gesamtfett 8,0 g

Gesättigte Fette 2,2 g

Transfette 0,0 g

Cholesterin 88 mg

Natrium 1966 mg

Kalium 403 mg

Gesamtkohlenhydrate 3,8 g

Ballaststoffe 1,6 g

Proteine 29,7 g

Vitamin A 3% • Vitamin C 3% • Kalzium 23% • Eisen 24%

17.   Knoblauch-Pasta

Knoblauch senkt die Cholesterinkonzentration in der Gallenflüssigkeit um die Bildung von Gallensteinen zu verhindern. Er wird aufgrund des enthaltenen Schwefels für die Leber-Entgiftung verwendet.

Zutaten:

200 g Gemüsenudeln

175 ml natives Olivenöl extra

100 g Knoblauch, zerdrückt

20 g Petersilie

110 g Champignons, halbiert

Zubereitung:

Pasta nach den Angaben auf der Packung kochen.

Natives Olivenöl extra in einer Pfanne bei mittlerer Hitze erwärmen. Knoblauch zugeben und unter Rühren für einige Minuten dünsten. Petersilie und Pilze zugeben. Die Temperatur herunterdrehen und für 2 Minuten unter Rühren köcheln. Gekochte Pasta in die Bratpfanne geben.

Portionsgröße 109 g

Menge pro Portion:

Kalorien 92

Kalorien aus Fett 5

Gesamtfett 0,5 g

Cholesterin 0 mg

Natrium 23 mg

Kalium 440 mg

Gesamtkohlenhydrate 19,4 g

Ballaststoffe 2,2 g

Zucker 1,3 g

Proteine 5,0 g

Vitamin A 38% • Vitamin C 78% • Kalzium 12% • Eisen 18%

18.   Eingelegte Zwiebeln-Garnelen-Salat

Zwiebeln sind durch die enthaltenen Phytochemikalien eine gute Quelle von Vitamin C. Sie sind eine reiche Quelle an Balaststoffen. Studien zeigen, dass Zwiebeln die Häufigkeit von Cholesterin-Gallensteinen verringern und hilft bei der Verkleinerung vorhandener Gallensteine indem sie die Konzentration von Cholesterin in der Gallenflüssigkeit senken.

Zutaten:

1 rote Zwiebel, dünn geschnitten

120 ml Apfelessig

175 g Honig

1/8 TL Salz

1/8 TL Pfeffer

300 g Garnelen, gedünstet

1 Beutel lose verpackter Salat-Mix

Zubereitung:

Für das Salatdressing Zwiebel, Apfelessig, Honig, Salz und Pfeffer in einer Schüssel vermengen.

Salat-Mix und Garnelen in einer Salatschüssel verteilen. Dressing drüber träufeln und servieren!

Portionsgröße 234 g

Menge pro Portion:

Kalorien 314

Kalorien aus Fett 16

Gesamtfett 1,7 g

Gesättigte Fette 0,5 g

Transfette 0,0 g

Cholesterin 211 mg

Natrium 347 mg

Kalium 283 mg

Gesamtkohlenhydrate 51,9 g

Ballaststoffe 0,9 g

Zucker 48,1 g

Proteine 23,4 g

Vitamin A 6% • Vitamin C 5% • Kalzium 11% • Eisen 4%

19. Artischoken und Schalotten

Artischoken sind bekannt dafür, dass sie Gallensteine verhindern in dem sie das Cynarin erhöhen, eine Substanz die die Produktion der Gallenflüssigkeit erhöht, was wiederum Cholesterin in der Gallenflüssigkeit auflöst.

Zutaten:

255 g gefrorene Artischoken, aufgetaut und abgetropft

100 g Schalotten

250 g Hühnerbrustfilets

3 EL Olivenöl

1/8 TL Pfeffer

4 EL Olivenöl

1 TL Zitronensaft

Zubereitung:

Olivenöl in eine Bratpfanne bei mittlerer Hitze geben und die Schalotten dünsten bis sie zart sind. Hühnchen zugeben und für 5 Minuten auf jeder Seite gut anbraten oder bis sie leicht braun sind. Artischoken und

Lorbeerblätter zugeben. Für 1 Minute rühren, Zitronensaft zugeben und mit Salz und Pfeffer würzen.

Portionsgröße 258 g

Menge pro Portion:

Kalorien 517

Kalorien aus Fett 351

Gesamtfett 39,0 g

Gesättigte Fette 6,4 g

Cholesterin 74 mg

Natrium 158 mg

Kalium 699 mg

Gesamtkohlenhydrate 18,0 g

Ballaststoffe 4,6 g

Zucker 0,9 g

Proteine 28,2 g

Vitamin A 14% • Vitamin C 25% • Kalzium 7% • Eisen 15%

20.   Brombeer-Auflauf

Brombeeren sind reich an wasserlöslichen Ballaststoffen, die die Verdauung unterstützen und den Cholesterinwert senken, was hilft die Bildung von Gallensteinen zu verhindern.

Zutaten:

100 ml Olivenöl

340 g Honig

125 g Mehl

240 ml Mandelmilch

290 g frische Brombeeren

Zubereitung:

Den Ofen auf 350°F (175°C) vorheizen. Eine Auflaufform mit Olivenöl einfetten.

Mehl, Honig, Olivenöl und Milch in einem Mixer vermengen bis es gut vermengt ist. Mischung in die Auflaufform geben. Brombeeren auf den Teig geben.

Den Auflauf für 1 Stunde backen oder bis der Teig goldbraun wird. Abkühlen und servieren.

Portionsgröße 157 g

Menge pro Portion:

Kalorien 432

Kalorien aus Fett 207

Gesamtfett 22,9 g

Gesättigte Fette 9,3 g

Cholesterin 0 mg

Natrium 8 mg

Kalium 201 mg

Gesamtkohlenhydrate 59,4 g

Ballaststoffe 3,5 g

Zucker 43,0 g

Proteine 3,4 g

Vitamin A 2% • Vitamin C 16% • Kalzium 2% • Eisen 10%

21. Kalte Papaya-Cremesuppe

Papaya ist bekannt dafür die Verdauung durch den hohen Gehalt an Wasser, Enzymen und löslichen Ballaststoffen zu verbessern. Besonders die Wurzeln sind nützlich bei der Behandlung von Gallensteinen.

Zutaten:

1 reife Papaya, in Stücke geschnitten

2 EL Limettensaft, frisch gepresst

1 EL Honig

240 ml Apfelsaft

Zubereitung:

Papaya in die Küchenmaschine geben und pürieren bis sie cremig ist. In eine Schüssel geben. Honig, Limettensaft und Apfelsaft unterrühren. Kühl stellen. Gekühlt servieren.

Portionsgröße 425 g

Menge pro Portion:

Kalorien 311

Kalorien aus Fett 11

Gesamtfett 1,2 g

Cholesterin 0 mg

Natrium 37 mg

Kalium 834 mg

Gesamtkohlenhydrate 79,4 g

Ballaststoffe 6,0 g

Zucker 65,8 g

Proteine 1,8 g

Vitamin A 61% • Vitamin C 322% • Kalzium 9% • Eisen 6%

22. Mango-Birnen-Smoothie

1 Mango enthält die Hälfte der empfohlenen Tagesdosis an Vitamin C, wichtig um die Bildung von Gallensteinen zu verhindern. Birnen enthalten Pectin, das sich an die Cholesterin-gefüllten Gallensteinen haftet, um sie leichter auszuschwemmen.

Zutaten:

3 Birnen, entkernt

300 g Mango, gewürfelt

Zubereitung:

Birnen und Mangos in einen Mixer geben. Gut vermengen, in gekühlte Gläser geben und genießen!

Portionsgröße 276 g

Menge pro Portion:

Kalorien 255

Kalorien aus Fett 10

Gesamtfett 1,2 g

Cholesterin 0 mg

Natrium 5 mg

Kalium 618 mg

Gesamtkohlenhydrate 65,2 g

Ballaststoffe 9,8 g

Zucker 51,0 g

Proteine 2,6 g

Vitamin A 22% • Vitamin C 79% • Kalzium 3% • Eisen 3%

23. Leinsamen mit frischem Zitronensaftessig

Leinsamen und Zitronensaft eine hervorragende Kombination um Gallensteine zu behandeln. Der Gehalt an löslichen Ballaststoffen im Leinsamen fängt Cholesterin und Fette, so dass es vom Körper nicht aufgenommen werden kann. Lignane im Leinsamen enthält einen hohen Wert an Ballaststoffes und ist mit antioxidativen Eigenschaften angereichert. Das Pectin der Zitrone hilft beim Ausschwemmen der Gallensteine.

Zutaten:

75 g Gurke, gewürfelt

175 g Äpfel, entkernt und geschnitten

100 g Erdbeeren

120 g Spinat

120 ml Zitronensaft

2 EL Honig

1 EL Leinsamen, frisch gemahlen

240 ml Wasser

Eis

Zubereitung:

Alle Zutaten vermengen und verrühren bis sie sämig sind. Guten Appetit!

Portionsgröße 213 g

Menge pro Portion:

Kalorien 174

Kalorien aus Fett 18

Gesamtfett 2,0 g

Gesättigte Fette 0,7 g

Transfette 0,0 g

Cholesterin 0 mg

Natrium 28 mg

Kalium 411 mg

Gesamtkohlenhydrate 39,2 g

Ballaststoffe 5,1 g

Zucker 32,4 g

Proteine 2,3 g

Vitamin A 29% • Vitamin C 105% • Kalzium 3% • Eisen 12%

24.   Ofenkartoffel mit Hanfdressing

Omega 3-Fettsäuren in der Ernährung ist günstig um eine gesunde Blase zu erhalten und die Bildung von Gallensteinen zu vermeiden.

Zutaten:

2 Kartoffeln, gesäubert und gewaschen

240 ml Wasser

2 EL Naturjoghurt, fettarm

150 g Hanfsamen, geschält

½ EL Zwiebel, gewürfelt

½ EL Knoblauchzehe, gehackt

1 EL Apfelessig

1 EL frischer Dill

2 EL Schnittlauch

1/8 TL Salz

Zubereitung:

Kartoffeln mit der Gabel einstechen. Kartoffeln bei 425 °F (220 °C) für 45-60 Minuten in einem herkömmlichen Backofen backen.

Für das Dressing alle restlichen Zutaten außer Dill und Schnittlauch in die Küchenmaschine geben und gut pürieren.

Auf die Ofenkartoffeln geben. Mit Dill und Schnittlauch garnieren. Auf eine Servierplatte geben und genießen.

Portionsgröße 364 g

Menge pro Portion:

Kalorien 168

Kalorien aus Fett 5

Gesamtfett 0,5 g

Transfette 0,0 g

Cholesterin 1 mg

Natrium 178 mg

Kalium 982 mg

Gesamtkohlenhydrate 36,5 g

Ballaststoffe 5,5 g

Zucker 3,8 g

Proteine 5,0 g

Vitamin A 5% • Vitamin C 76% • Kalzium 9% • Eisen 11%

25.   Gurken-Rübensalat

Rüben enthalten entzündungshemmende, antioxidative und entgiftende Eigenschaften, die dienlich sind um Gallensteine zu verhindern. Sie fördern einen gesunden Gallenfluss. Gurken bieten Hydratation und Ballaststoffe, die die Bildung von Gallensteinen verhindern.

Zutaten:

4 Rüben, dünn geschnitten

115 g Gurke, dünn geschnitten

6 Frühlingszwiebeln, in 5 cm große Stücke geschnitten

Schale 1 Zitrone, geraspelt

140 g fettarmer Hüttenkäse, gerieben

25 g Petersilie

60 ml Apfelessig

1 EL Honig

1 TL Mohn

Koscheres Salz, frisch gemahlener Pfeffer

Olivenöl (zum Beträufeln)

Zubereitung:

Rüben, Gurken, Frühlingszwiebeln, Zitronenschale, Käse und Petersilie in eine große Schüssel geben. Apfelessig, Honig und Mohn zugeben. Mit Salz und Pfeffer würzen. Olivenöl drüberträufeln. Salat vermengen und genießen!

Portionsgröße 214 g

Menge pro Portion:

Kalorien 116

Kalorien aus Fett 14

Gesamtfett 1,5 g

Gesättigte Fette 0,6 g

Transfette 0,0 g

Cholesterin 3 mg

Natrium 273 mg

Kalium 531 mg

Gesamtkohlenhydrate 19,2 g

Ballaststoffe 3,3 g

Zucker 13,5 g

Proteine 7,7 g

Vitamin A 31% • Vitamin C 47% • Kalzium 9% • Eisen 13%

26.   Brunnenkresse- und Sellerie-Smoothie

Brunnenkresse ist reich an Vitamin C. Indianer verwenden Berichten zufolge die Brunnenkresse um Gallensteine aufzulösen.

Zutaten:

34 g Brunnenkresse, dicht verpackt

225 g Selleriestücke

240 ml Mandelmilch

1 EL Honig

2 Eiswürfel

Zubereitung:

Alle Zutaten vermengen und gut pürieren. Gekühlt genießen!

Portionsgröße 131 g

Menge pro Portion:

Kalorien 308

Kalorien aus Fett 257

Gesamtfett 28,6 g

Gesättigte Fette 25,4 g

Cholesterin 0 mg

Natrium 18 mg

Kalium 321 mg

Gesamtkohlenhydrate 15,3 g

Ballaststoffe 2,7 g

Zucker 12,6 g

Proteine 2,8 g

Vitamin A 0% • Vitamin C 6% • Kalzium 2% • Eisen 11%

27.   Löwenzahn-Orangen-Smoothie

Löwenzahn sind eine gute Quelle an Kalzium, Eisen und Vitaminen A und C. Er recht einen gesunden Gallenfluss an und fördert effektiv die Reinheit des Blutes. Er ist auch für die Reinigung der Leber verwendet.

Zutaten:

105 g biologische Löwenzahnblätter

1 Navelorange, geschält

250 g Erdbeerjoghurt

2 Eiswürfel

Zubereitung:

Alle Zutaten in einen Mixer geben. Gut vermengen und genießen!

Portionsgröße 429 g

Menge pro Portion:

Kalorien 329

Kalorien aus Fett 27

Gesamtfett 3,0 g

Gesättigte Fette 1,9 g

Cholesterin 12 mg

Natrium 130 mg

Kalium 767 mg

Gesamtkohlenhydrate 67,3 g

Ballaststoffe 4,4 g

Zucker 62,9 g

Proteine 11,5 g

Vitamin A 10% • Vitamin C 166% • Kalzium 41% • Eisen 2%

28.   Rote Beete-Sandwich

Rote Beete ist reich an Kalzium, Eisen, Magnesium, Vitamin C, Mangan und weiteren Vitaminen und regt einen gesunden Gallenfluss an. Das Betain in der roten Beete macht dieses Gemüse hervorragend für die Leber-Entgiftung.

Zutaten:

2 Scheiben Vollkornbrot

1 TL Knoblauchzehe, gehackt

85 g entrahmter Ricotta, gewürfelt

1 Bund rote Beete, blanchiert und gehackt

½ TL Natives Olivenöl extra

150 g Rübe, in Streifen geschnitten

Zubereitung:

Das Brot mit Knoblauch einreiben. Ricotta auf dem Brot verteilen. Rüben, rote Beete und Käse abwechselnd drauflegen. Olivenöl drüberträufeln. Im Backofen für 3-4 Minuten toasten oder bis der Käse geschmolzen ist. Servieren und genießen!

Portionsgröße 229 g

Menge pro Portion:

Kalorien 297

Kalorien aus Fett 79

Gesamtfett 8,8 g

Gesättigte Fette 4,6 g

Transfette 0,5 g

Cholesterin 26 mg

Natrium 437 mg

Kalium 516 mg

Gesamtkohlenhydrate 36,9 g

Ballaststoffe 5,6 g

Zucker 10,2 g

Proteine 18,5 g

Vitamin A 7 % • Vitamin C 7 % • Kalzium 31 % • Eisen 14 %

29.   Italienischer Salat mit biologischem Blattgemüse

Eine Ernährung reich an Blattgemüse ist wichtig für die Behandlung und Vermeidung von Gallensteinen durch den hohen Anteil an Ballaststoffen. Eine Ernährung mit wenig Kalorien ist ideal um ein gesundes Körpergewicht zu erreichen, unentbehrlich um Gallenblasensymptome zu bewältigen.

Zutaten:

1 Päckchen biologisches Blattgemüse

100 ml natives Olivenöl extra

2 EL Apfelessig

2 EL frischer Zitronensaft

2 EL frische Petersilie, gehackt

1 EL Knoblauchzehe, gehackt

1 TL frischer Oregano, fein gehackt

1 TL frischer Majoran, fein gehackt

1 EL Honig

1/8 TL Salz

1/8 TL Pfeffer

Zubereitung:

Alle Zutaten in einer Schüssel vermischen. Gemüse zugeben. Vermengen, dann auf eine Servierplatte geben und genießen!

Portionsgröße 104 g

Menge pro Portion:

Kalorien 482

Kalorien aus Fett 456

Gesamtfett 50,7 g

Gesättigte Fette 7,3 g

Transfette 0,0 g

Cholesterin 0 mg

Natrium 155 mg

Kalium 92 mg

Gesamtkohlenhydrate 11,5 g

Ballaststoffe 0,8 g

Zucker 9,1 g

Proteine 0,7 g

Vitamin A 8% • Vitamin C 23% • Kalzium 3% • Eisen 6%

30.   Fettarme Erdbeer-Muffins

Erdbeeren enthalten eine hohe Menge an Antioxidantien, Mangan, Ballaststoffen und Vitamin C, alle hilfreich bei der Bewältigung von Gallensteinen.

Zutaten:

190 g Mehl

175 g Honig

2 ½ TL Backpulver

1 TL Zimt, gemahlen

¼ TL Salz

165 g fettarmer Naturjoghurt

50 ml Olivenöl

3 EL Magermilch

1 großes Ei, leicht geschlagen

80 g Erdbeermarmelade

½ TL Zimt, gemahlen

Zubereitung:

Den Ofen auf 375°F (190°C) vorheizen. Papierförmchen in die Muffinsform geben. Förmchen mit Olivenöl besprühen.

Mehl, Honig, Backpulver, Zim und Salz in einer großen Schüssel vermengen. Mit einem Schneebesen gut verquirlen. Eine Mulde in die Mitte der Mischung machen. Joghurt, Olivenöl, Magermilch und Ei in einer Schüssel vermengen. Gut verrühren. Joghurtmischung in die Mehlmischung geben. Rühren bis alles gut vermengt ist.

1 EL Teig in jedes Förmchen geben. 1 TL Erdbeermarmelade drauf geben und dann den restlichen Teig drauf verteilen. Zimt über den Teig streuen. Für 15 Minuten backen oder bis der Holzspieß bei der Garprobe sauber herauskommt. Abkühlen und servieren.

Portionsgröße 129 g

Menge pro Portion:

Kalorien 409

Kalorien aus Fett 103

Gesamtfett 11,5 g

Gesättigte Fette 1,8 g

Transfette 0,0 g

Cholesterin 37 mg

Natrium 140 mg

Kalium 341 mg

Gesamtkohlenhydrate 73,7 g

Ballaststoffe 1,5 g

Zucker 28,5 g

Proteine 5,6 g

Vitamin A 1% • Vitamin C 0% • Kalzium 14% • Eisen 13%

31.   Blasenreinigender Smoothie

Orangen enthalten Pectin, das einen hohen Anteil an Ballaststoffen bietet. Sie enthalten auch Vitamin C, das die Bildung von Gallensteinen vermeiden kann.

Zutaten:

3 Navelorangen, gewürfelt

225 g frische Grapefruit, gewürfelt

3 EL Bittersalz

100 ml Olivenöl

3 Eiswürfel

Zubereitung:

Alle Zutaten vermengen und pürieren. Gekühlt servieren. Am Abend vor dem zu Bett gehen genießen.

Portionsgröße 338 g

Menge pro Portion:

Kalorien 938

Kalorien aus Fett 909

Gesamtfett 101,0 g

Gesättigte Fette 14,4 g

Cholesterin 0 mg

Natrium 0 mg

Kalium 320 mg

Gesamtkohlenhydrate 18,6 g

Ballaststoffe 2,5 g

Zucker 16,1 g

Proteine 1,4 g

Vitamin A 43% • Vitamin C 132% • Kalzium 3% • Eisen 1%

32.   Blasenreinigender Apfel-Zitronen-Smoothie

Apfel enthält Pectin, das sehr reich an Ballaststoffen ist, was hilft das Cholesterin zu reduzieren, in dem es den Wert reduziert, der vom Darm aufgenommen wird. Er ist sehr reich an wichtigen Antioxidantien und Flavonoiden.

Zutaten:

350 g Äpfel, entkernt und gewürfelt

185 ml frischer Zitronensaft

230 g Joghurt, fettarm

100 ml Olivenöl

1 EL Honig

Zubereitung:

Alle Zutaten vermengen und gut pürieren. In gekühlte Gläser geben und genießen!

Portionsgröße 225 g

Menge pro Portion:

Kalorien 483

Kalorien aus Fett 315

Gesamtfett 35,0 g

Gesättigte Fette 5,6 g

Transfette 0,0 g

Cholesterin 5 mg

Natrium 59 mg

Kalium 433 mg

Gesamtkohlenhydrate 42,3 g

Ballaststoffe 5,4 g

Zucker 34,7 g

Proteine 5,3 g

Vitamin A 1% • Vitamin C 29% • Kalzium 15% • Eisen 6%

33. Erdbeer-Grapefruit-Shake

Grapefruit wird für die Reinigung der Gallen-blase verwendet, da es Limonoide enthält, eine Substanz die Gallensteine auflöst. Gallensteine erhöhen ebenfalls die Kalziumausscheidung und kann in der Zukunft helfen, die Bildung von Gallensteine zu vermeiden.

Zutaten:

225 g Grapefruit

200 g Erdbeeren, gewürfelt

230 g Naturjoghurt, fettarm

1 EL Honig

3 Eiswürfel

Zubereitung:

Alle Zutaten vermengen, gut pürieren und genießen!

Portionsgröße 320 g

Menge pro Portion:

Kalorien 179

Kalorien aus Fett 17

Gesamtfett 1,8 g

Gesättigte Fette 1,2 g

Cholesterin 7 mg

Natrium 87 mg

Kalium 562 mg

Gesamtkohlenhydrate 32,1 g

Ballaststoffe 2,7 g

Zucker 28,8 g

Proteine 8,2 g

Vitamin A 23% • Vitamin C 138% • Kalzium 25% • Eisen 3%

34.   Geröstetes Weizenbrot mit Artischokendip

Artischoken wurden bereits in der Antike als Hilfe bei Verdauungsbeschwerden verwendet. Sie hat starke antioxidative und lipidsenkende Eigenschaften. Sie fördert auch einen gesunden Gallenfluss.

Zutaten:

1 Beutel (225 g) Pita-Chips

2 EL Knoblauchzehe, gehackt

2 EL Frühlingszwiebeln, gewürfelt

230 g Avocado, püriert

2 EL Fettarmer Frischkäse

115 g Ricotta, gerieben

1 Dose (400 g) Artischockenherzen, gewürfelt

1 Pack (285 g) Spinat, fein gehackt

1/8 TL Salz

1/8 TL Pfeffer

½ EL Olivenöl

Zubereitung:

Den Ofen auf 350°F (175°C) vorheizen.

Eine Auflaufform mit Olivenöl einfetten.

Avocado, Frischkäse und Ricotta vermengen. Gut verrühren. Alle Zutaten außer die Pita-Chips hinzufügen. Avocado mit Artischoken-Mischung in die Auflaufform geben. Für 30 Minuten backen oder bis es goldbraun ist.

Mit Pita-Chips servieren und genießen!

Portionsgröße 305 g

Menge pro Portion:

Kalorien 347

Kalorien aus Fett 241

Gesamtfett 26,7 g

Gesättigte Fette 8,8 g

Transfette 0,0 g

Cholesterin 30 mg

Natrium 238 mg

Kalium 1286 mg

Gesamtkohlenhydrate 18,1 g

Ballaststoffe 8,3 g

Zucker 1,4 g

Proteine 13,9 g

Vitamin A 277% • Vitamin C 85% • Kalzium 35% • Eisen 27%

35.   Petersilienpesto-Sandwich

Mandeln sind eine gute Quelle an Magnesium und Kalzium, das hilft die Bildung von Gallensteinen zu vermeiden in dem es die Gallensäure im Darm bindet. Sie unterstützen ebenfalls bei der Senkung des Cholesterinspiegels und haben eine exzellente antioxidative Wirkung.

Zutaten:

2 Scheiben Vollkornbrot

70 g Mandeln, blanchiert

25 g frische Petersilie

2 EL Knoblauch

1/8 TL Salz

115 g Ricotta, gerieben

200 ml Olivenöl

Zubereitung:

Alle Zutaten in die Küchenmaschine geben und gut pürieren.

Auf den Sandwichscheiben verstreichen und genießen!

Portionsgröße 211 g

Menge pro Portion:

Kalorien 878

Kalorien aus Fett 724

Gesamtfett 80,5 g

Gesättigte Fette 12,7 g

Transfette 0,5 g

Cholesterin 13 mg

Natrium 425 mg

Kalium 440 mg

Gesamtkohlenhydrate 31,8 g

Ballaststoffe 6,6 g 26%

Zucker 4,1 g

Proteine 16,3 g

Vitamin A 37% • Vitamin C 47% • Kalzium 25% • Eisen 19%

36.   Guaven-Aufstrich

Guaven sind eine gute Quelle von Vitamin A und C. Vitamin C ist entscheidend um Cholesterin in Gallensäure zu verwandeln. Eine Guavenfrucht enthält 4x mehr Vitamin C als eine normalgroße Orange.

Zutaten:

1,3 kg reife Guave, gewaschen, geschält, gewürfelt und püriert

1 Päckchen modifziertes Citruspektinpulver

1,4 kg Honig

60 ml Zitronensaft

½ TL Olivenöl

Zubereitung:

Guave in einen großen Topf bei mittlerer Hitze geben. Dann Honig, Zitronensaft und Olivenöl zugeben. Die Zutaten vorsichtig vermengen. Die Masse köcheln lassen und dabei ständig rühren, damit die Früchte nicht anbrennen. Die Fruchtmasse für 5-20 Minuten köcheln lassen bis es eine dicke, sirupähnliche Konsistenz erhält. Vom Herd nehmen. Schaum oder Blasen von der

Oberfläche entfernen. In ein sauberes, verschlossenes Einweckglas geben, abkühlen lassen und kühl stellen. Wenn es kalt ist, einen Löffel der Marmelade auf einem Sandwich verteilen. Guten Appetit!

Portionsgröße 274 g

Menge pro Portion:

Kalorien 505

Kalorien aus Fett 14

Gesamtfett 1,5 g

Cholesterin 0 mg

Natrium 9 mg

Kalium 629 mg

Gesamtkohlenhydrate 130,8 g

Ballaststoffe 7,4 g

Zucker 123,2 g

Proteine 3,8 g

Vitamin A 16% • Vitamin C 508% • Kalzium 3% • Eisen 5%

WEITERE TITEL DIESES AUTORS

70 Effektive Rezepte um Übergewicht zu Vermeiden und Gewicht zu Verlieren: Fett schnell verbrennen durch die Verwendung von richtiger Diät und kluger Ernährung

von

Joe Correa CSN

48 Rezepte zur Verminderung von Akne: Der schnelle und natürliche Weg zum Beheben Ihres Akne-Problems in weniger als 10 Tagen!

von

Joe Correa CSN

41 Rezepte zur Vorbeugung von Alzheimer: Verringern oder Beseitigung des Alzheimer Zustandes in 30 Tagen oder weniger!

von

Joe Correa CSN

70 wirksame Rezepte bei Brustkrebs: Vorbeugen und bekämpfen von Brustkrebs mit kluger Ernährung und kraftvollen Lebensmitteln

von

Joe Correa CSN

www.ingramcontent.com/pod-product-compliance
Lightning Source LLC
Chambersburg PA
CBHW051034030426
42336CB00015B/2875